AF311091

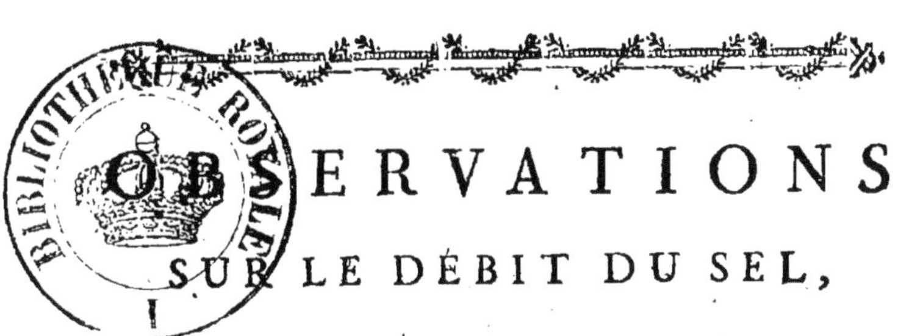

OBSERVATIONS
SUR LE DÉBIT DU SEL,

APRÈS LA SUPPRESSION DE LA GABELLE,

Relatives à la santé & à l'intérêt des Citoyens.

Par M. MENURET DE CHAMBAUD,
Médecin des Ecuries du Roi, &c.

IL n'eſt plus néceſſaire, & il ſeroit hors de notre ſujet d'inſiſter ſur l'utilité de la ſuppreſſion de la Gabelle; utilité reconnue, ſuppreſſion déſirée par HENRI IV & Sully, dans un temps où l'excès, les abus & l'irrégularité de cet impôt étoient moins frappans. Il ſeroit encore ſuperflu & déplacé de relever tous les avantages économiques & politiques que la libre diſtribution, ou plutôt le bas prix du Sel, peuvent produire dans le Royaume. L'Aſſemblée Nationale les a ſentis; elle obéira dans ſes Décrets au ſentiment impérieux du bien Public qui la domine autant qu'à la néceſſité des circonſtances. Mais pour que le bienfait que la Nation en attend dans cette partie ſoit plus

A

grand, il peut être convenable d'y joindre quelques arrangemens & précautions que l'intérêt & fur-tout la fanté des Citoyens exigent. Ces motifs excitent le zèle à les indiquer ; la bonne intention autorife la confiance.

Le Sel devenu en quelque forte une partie des alimens, eft employé comme eux, ou avec eux, à la nourriture journalière de l'homme ; il eft donc de la plus grande importance qu'il ne puiffe lui être offert que bon & falubre. Le Légiflateur doit y pourvoir ; la Police doit y veiller. Ces devoirs font d'autant plus rigoureux que le Sel peut plus facilement être vicieux & altéré, foit dans fa compofition, foit par des mélanges, fans que ces défauts effentiels foient fenfibles & reconnoiffables.

On doit à l'Adminiftration des Gabelles la juftice, qu'elle avoit fait pour affurer la bonne qualité du Sel, les difpofitions les plus fages & tous les règlemens néceffaires, & qu'au moins fur cet article elle eft dans le cas d'être louée & imitée.

C'eft la mer qui fournit la plus grande quantité du Sel qui fe débite & fe confomme : les Chimiftes & les Naturaliftes après bien des fiftêmes & des recherches, n'ont rien donné de fatisfaifant fur la fource & le foyer de cette falure : cette connoiffance importe peu à notre objet. Le Sel qu'on tire de quelques fontaines falées eft de même nature. La quantité en eft peu confidérable en France ; cependant fon exploitation & fon produit ont mérité en Franche Comté & en Lorraine l'attention du Gouvernement. Les Pays Etrangers & fur-tout la Bohême, la Hongrie & la Pologne offrent des magafins immenfes de ce Sel tout formé dans les entrailles de la terre ; les mines de Wielicska & de Bochnia font fi abondantes, qu'on en retire annuellement fix cens mille quintaux fans diminution apparente. On trouve auffi de ce Sel foffile dans nos montagnes ; il eft connu fous le nom *de Sel gemme* ; il eft en général moins foluble dans l'eau & moins falant que le Sel marin ; ce qui vient des parties terreftres & pierreufes combinées avec lui. Quelquefois même il fe préfente avec un mélange de fubftances métalliques, & alors fon ufage intérieur peut être dangereux.

Le Sel deftiné à la comfommation doit être bien gabellé, pour être employé avec avantage & fécurité. La première opération néceffaire eft l'évaporation de l'eau qui le diffout : il eft du nombre des Sels qui font tenus en diffolution à-peu-près autant par l'eau froide que par l'eau chaude ; il n'y a qu'une forte congélation qui l'exclud, & on se sert dans le Nord de ce moyen pour le retirer plus facilement & plus abondamment de l'eau de la mer qui, plus salée, a résisté à la gelée.

Pour faire cette opération dans les pays & les temps chauds, on laisse arriver l'eau de la mer par le moyen du flux & au défaut de ce mouvement naturel, on l'introduit de quelqu'autre manière dans des aires divisées par cases, où elle est retenue par des digues : une grande surface est exposée aux rayons d'un Soleil ardent ; l'évaporation qui s'en fait laisse le Sel cristallisé. Ce procédé répété à plusieurs reprises, donne de nouvelles couches de Sel ; lorsqu'elles sont assez considérables, on met le Sel en tas pour le faire égoutter. Ailleurs on impregne un sable pur d'eau de la mer, & après l'avoir fait sécher au Soleil, on le lave en n'employant que la quantité d'eau commune strictement nécessaire pour le dissoudre (1) ; on la fait ensuite évaporer par le moyen du feu.

On est aussi forcé de recourir au feu pour

______

(1) Elle en peut tenir en dissolution à-peu-près le quart de son poids.

opérer l'évaporation de l'eau dans les fontaines salées, quoique le Sel y soit très-abondant ; tandis que l'eau de la mer en contient à peine trois ou quatre parties sur cent d'eau : les plus foibles fontaines salées, plusieurs sources de la saline de Monmorot en renferment sept à huit ; celle de Dieufe en Lorraine jusqu'à seize. On facilite encore cette évaporation, pour diminuer la dépenfe du feu, par un méchanifme ingénieux qui en diffipe beaucoup en vapeurs avant de la mettre dans les chaudières.

Outre le Sel, l'eau de la mer contient une efpèce de fubftance bitumineufe, qu'on peut croire le produit de la décompofition des animaux & de leurs excrémens : elle eft le principe de ce goût défagréable & nauféabonde qu'elle a, & des mauvais effets que fon ufage intérieur produit : mais étant très-volatile & intimement combinée, elle s'élève avec l'eau évaporée, & paffe dans les récipients lorfqu'on la diftille. Ces qualités font favorables à la formation du Sel & la fource des obftacles qu'on éprouve pour rendre cette eau potable.

On trouve auffi dans l'eau de la mer une petite quantité de Sel de Glauber, défagréable par fon amertume, mais trop peu confi-

dérable pour produire celle (1) de cette eau,
déplacé dans la formation du Sel, parce qu'il
perd facilement son eau de cristallisation & se
réduit en poussière : du Sel d'Epsum à peu-près
de même nature : un Sel marin à base terreuse
qui attire l'humidité de l'air & tombe en *dé-
liquium* ; & une quantité assez considérable de
terre calcaire, sans doute la matière première
des coquillages & l'élément de l'alkali marin ;
lorsqu'on distille l'eau de la mer, elle tombe
d'abord au fond, ou s'attache aux bords de la
chaudière.

Le mélange de ces matières ne pourroit qu'al-
térer la qualité du Sel, nuire à sa quantité
réelle ; il pourroit même en attirant l'humidité
de l'air en faire perdre : ce même inconvénient
naît aussi lorsque le Sel n'est pas entièrement
dépouillé de son eau de cristallisation su-
perflue.

Le temps, l'action de l'air & le remuement
répété du Sel contribuent à détruire ou à dis-
siper ces substances hétérogènes. Une lente ex-

---

(1) Elle subsiste dans l'eau de la mer distillée, quoique le Sel de Glauber & autres n'y passent pas, & la
solution de Sel de Glauber présente une saveur bien dif-
férente de celle de l'eau de la mer.

périence a fait connoître que ce dépouillement n'étoit confommé, que lorfque le Sel avoit féjourné pendant deux ans dans des magafins ; il a été en conféquence ordonné qu'il ne fût mis en vente qu'après qu'il auroit fubi ce féjour de deux années : foit dans les premiers dépôts, foit dans les greniers : par l'exacte obfervation de ces règles, le gabelage a été completté, il n'a été livré à la confommation qu'après avoir ainfi acquis la ficcité & la qualité néceffaires.

On fait même plus dans les falines de la Méditerranée ; au lieu de ramaffer tout fimplement le Sel que l'eau de la mer évaporée dépofe, l'expérience ayant prouvé qu'il étoit âcre & infalubre, on mélange cette eau pendant les mois de mars, d'avril & de mai avec de l'eau douce, on la promène dans des étangs appellés *éckaufoirs*, & on ne l'introduit par le fecours des pompes dans les aires où elle doit être évaporée, que lorfque des fauniers exercés trouvent la combinaifon complette & propre à donner un bon Sel.

Nous avons dans nos provinces Méridionales beaucoup d'étangs falés ; je puis citer entr'autres, dans le voifinage de celle que j'habitois, ceux de la Valduc au Martigues, de Vacarés à la Camargue qui faunent toutes les années:

il fe forme à leur furface, pendant les grandes
chaleurs , des croûtes falines très - épaiffes ;
mais ce Sel , ainfi que celui qui fe fait naturellement fur les bords de la mer a beaucoup
d'âcreté & une forte de caufticité qu'on ne
peut guère attribuer qu'à un excès d'Alkali :
plus le climat eft chaud , plus ces vices font
confidérables. Remarquons à cette occafion l'a-
vantage que la France tire de fon heureufe
pofition pour former & recueillir le meilleur
Sel poffible : rendons encore juftice à l'Adminiftration , qui loin de ramaffer tous ces Sels
qu'elle auroit en très - grande abondance fans
frais , préfère de les détruire , en faifant caffer
les concrétions falines qui fe forment naturellement fur les étangs , ou y attire les eaux de
la mer pour les délayer fuffifamment. Sans
doute malgré cette attention louable des gens
avides , font parvenus à enlever frauduleufe-
ment quelques parties de ces Sels vicieux &
nuifibles ; leur débit & leur ufage font deve-
nus un principe d'incommodités , peut - être
auffi , comme on l'a cru, la fource de mala-
dies épidémiques. Concluons-en combien il feroit facile à la cupidité particulière moins dé-
licate ou moins prévoyante, d'en abufer au
détriment du public.

(9)

Le Sel de Glauber eſt plus abondant dans les fontaines ſalées, ainſi que le Sel marin à baſe terreuſe ; mais comme ils ſont l'un & l'autre très-ſolubles, ils reſtent en très-grande partie dans les eaux *mères* ou *graſſes*, après qu'on en a enlevé le Sel ordinaire ; il faut donc une attention éclairée pour ne pas pouſſer l'évaporation trop loin. Il y a auſſi dans ces fontaines un Sel d'une nature oppoſée, que les chimiſtes appellent Sélénite, & que les ouvriers des ſalines nomment *Schlot*, qui eſt fort peu ſoluble ; il ſe dégage de l'eau lorſqu'elle commence à évaporer, & forme avec quelques portions de Sel de Glauber qui, ſans doute à cauſe de la conformité d'acide, lui ſont étroitement unies, la matière de l'écume. Si l'ignorance ou l'avidité préſidoient à l'adminiſtration de ces manufactures de Sel, en évaporant trop ou écumant trop peu, elles en extrairoient une plus grande quantité ; mais il ſeroit altéré par un mélange vicieux de Sel de Glauber & de Sélénite.

Aux précautions, ordonnances & règlemens qui concernent la formation & la vente du Sel, s'en joignent d'autres qui aſſurent la fidélité du tranſport & du débit qui s'en fait à petites meſures.

On ne peut qu'applaudir à ces moyens précieux d'empêcher l'altération & la fraude pour
une denrée qu'on peut appeller de première
néceffité & qui eft d'un ufage fi multiplié. Il
eft aifé de juger combien la fanté y eft inté-
reffée , combien elle peut être compromife ,
combien de matières on peut mêler obfcuré-
ment au Sel , pour en augmenter le poids, fans
que l'apparence extérieure foit changée.

Si l'on n'a pas pris les mefures & employé
le temps néceffaire pour fa confection , il fera
amer , âcre , mal falant , il attirera l'humidité de l'air, fera mêlé de fubftances calcaires
qui feront poids , &c. A ces vices , effets de
la feule précipitation , combien d'autres peuvent être joints par une cupidité plus criminelle ?
On trompera facilement l'inexpérience & l'inat-
tention des acheteurs par l'addition & le mélange du Sel Gemme pierreux ou métallique,
du Sélénite , du Salpêtre , du Sel de Verrerie,
du Sel d'étangs , de la terre , du fable , du
plâtre , de la chaux , &c. , qui completteront
les torts réels fur la quantité par des dommages
effentiels relatifs à la fanté.

Il eft défagréable fans doute , il eft affreux
de répandre des doutes & des foupçons fur la
probité ; de la préfenter toujours fubordonnée

à un vil intérêt : mais le *salut du Peuple*, *la suprême Loi*, légitime la crainte & la méfiance, & l'expérience ne justifie que trop l'éveil & les précautions à cet égard. Sans rappeller des faits anciens, éloignés, peut-être exagérés, il est avéré que le Sel introduit par contrebande à Paris, dans ces momens de désordre & d'anarchie, a occasionné beaucoup d'incommodités, & qu'il a fallu refaire bien des salaisons pour lesquelles on avoit employé ce Sel, & qu'il y en a eu d'autres absolument gâtées.

Mais la nécessité de continuer cette utile surveillance, que l'administration des Gabelles exerçoit, & qui souvent même étoit insuffisante, n'entraîne pas la nécessité de maintenir l'excès abusif & l'inégalité monstrueuse du prix auquel il se vendoit : on pouroit conserver les avantages avec la suppression des abus ; on pourroit même les concilier avec la liberté, objet de tant d'efforts & de vœux.

1°. Pour cela, il paroîtroit utile que le Gouvernement restât chargé des salines & marais salans ; que les greniers à Sel & regratage fussent maintenus dans leur exercice & leur activité ordinaires ; qu'on gardât la partie des règlemens & dispositions relatives à la bonne qualité du Sel.

2°. Que le prix du Sel dans les magaſins joints à ces manufactures ne fût pas au-deſſus d'un ſol la livre ; qu'il ne fût augmenté dans les autres magaſins éloignés qu'à proportion de la diſtance & des frais inévitables de tranſport.

3°. Que ces dépôts continuaſſent à être abondamment pourvus, que le public fût aſſuré d'y pouvoir trouver conſtamment du Sel de bonne qualité ; qu'il y fût vendu comme par le paſſé à grande meſure, que les regratiers qui viendroient l'y puiſer pour le débiter en détail fuſſent autoriſés à s'annoncer comme prenant leur Sel à cette ſource, qu'ils fuſſent tenus de juſtifier de la quantité qu'ils en acheteroient & vendroient, & qu'ils fuſſent aſtreints à ne pas excéder un prix déterminé (1).

---

(1) En Franche Comté le pain de Sel de trois livres revient à neuf ſols ; il eſt plus blanc que le ſel marin ; il paſſe ſans fondement pour être moins ſalant : on croit auſſi, d'après un faux préjugé, que le ſel qui a été mis en pain eſt préférable à celui qui ſe forme naturellement en grains, & on exige à tort cette converſion qui le détériore. Il ſeroit à ſouhaiter que le prix du ſel marin ne fût jamais, comme celui-ci, au-deſſus de trois ſols la livre, ſur-tout pour les campagnes, ſauf à le ſoumettre à des droits d'entrée dans les villes.

Ainfi les Citoyens feroient toujours affurés de ne jamais manquer de bon Sel ; ils ne feroient point expofés aux inconvéniens des accaparemens, à la crainte de la difette ou d'une hauffe arbitraire du prix, aux effets d'un monopole facile ou de fpéculations intéreffées de commerce ; ce qui feroit fort à craindre fi le Gouvernement n'en avoit toujours une provifion fûre à la difpofition des Citoyens. Il feroit onéreux & impolitique de borner ces *approvifionnemens aux lieux que le commerce dédaigneroit de fournir* : il feroit plus avantageux & plus convenable d'établir par-tout une concurrence générale.

Peut-être un privilége exclufif pour la vente du Sel, au très-bas prix indiqué, feroit-il favorable aux intérêts du Fifc, à ceux de la fociété en général & des individus ; mais la liberté fi défirée, fi recherchée, fi difficilement acquife, la liberté, peut-être encore mal connue & mal déterminée s'y oppofe ; ce n'eft pas le cas de la contrarier : cependant avant de s'y livrer, le falut public veut qu'on en manifefte les abus & les dangers ; il faut que tous les Citoyens foient prévenus fur la facilité & les inconvéniens des altérations dont le Sel eft fufceptible, fur les défauts dépendans de fa compofition°, fur les fraudes par lefquelles on peut aifément en diminuer la quantité & en corrompre la qualité. Il faut plus encore, il faut que la police conferve le droit de faire la vifite & la vérification du Sel devenu marchand, de punir ou pourfuivre fuivant la rigueur des loix, les délinquants & fraudeurs. Ainfi par une furveillance habituelle qui ne gêne ni le goût ni la liberté, une police fage prévient ou réprime la vente des alimens corrompus ou de mauvaife qualité ; elle pourvoit de même, en beaucoup d'autres cas, à la fanté & à la fûreté des Citoyens.

En prenant toutes ces précautions, en donnant ces avis importans, & fur-tout en faifant par-tout des approvifionnemens fuffifans, la liberté peut être accordée aux Citoyens de fabriquer, tranfporter, vendre & débiter du Sel : dès-lors plus de gardes, plus de fatellites pour empêcher l'ufage d'un préfent de la nature, & jufqu'à la jouiffance des propriétés particulières ; plus de gêne ni de barrières pour les hommes & pour les animaux.

La Nation demeurera propriétaire des fontaines, des falines, marais, établiffemens qui lui appartiennent, & il y a lieu de penfer que le principal débit du Sel lui reftera à caufe du peu de profit que préfenteroit la concurrence. Elle auroit en sa faveur les avances déja faites de temps & de construction en tout genre, des commodités multipliées, une longue expérience, les avantages incalculables de la fabrique & du travail en grand; elle engageroit le Public à se pourvoir à ses magasins, en lui offrant un intérêt pécuniaire réel & surtout, ce qui est infiniment précieux, une garantie sûre pour la qualité.

Si après de pareilles mesures vraiment indispensables dans un objet de nécessité habituelle & relatif à la santé, si après les avertissemens sur les piéges qui peuvent être tendus à l'inexpérience par la cupidité, si malgré une surveillance exacte & limitée de la police, le Peuple se laissoit séduire par le faux appas d'un prétendu bon marché, le Gouvernement ne seroit ni coupable ni repréhensible des inconvéniens qui pouroient résulter de la liberté dans ce genre. Cette observation, susceptible d'extension & d'application, à beaucoup d'autres, peut paroître digne d'attirer l'attention de l'Assemblée auguste qui a tant fait contre la *servitude & les abus.*

Est modus in rebus, sunt certi denique fines
Quos ultra citraque nequit consistere rectum.

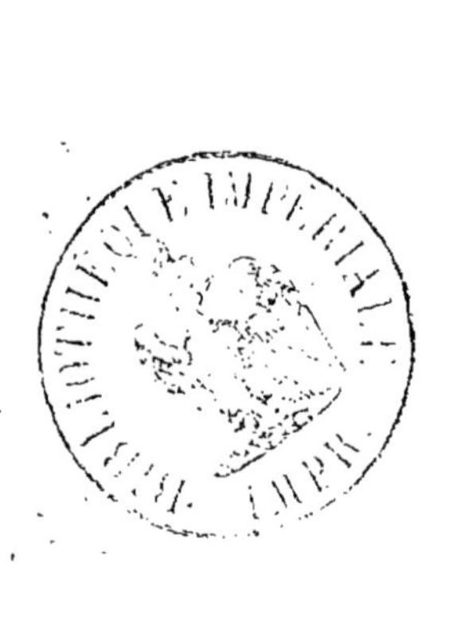